Poutet

$\text{T}_{C.}^{52}$
$\underline{5}$

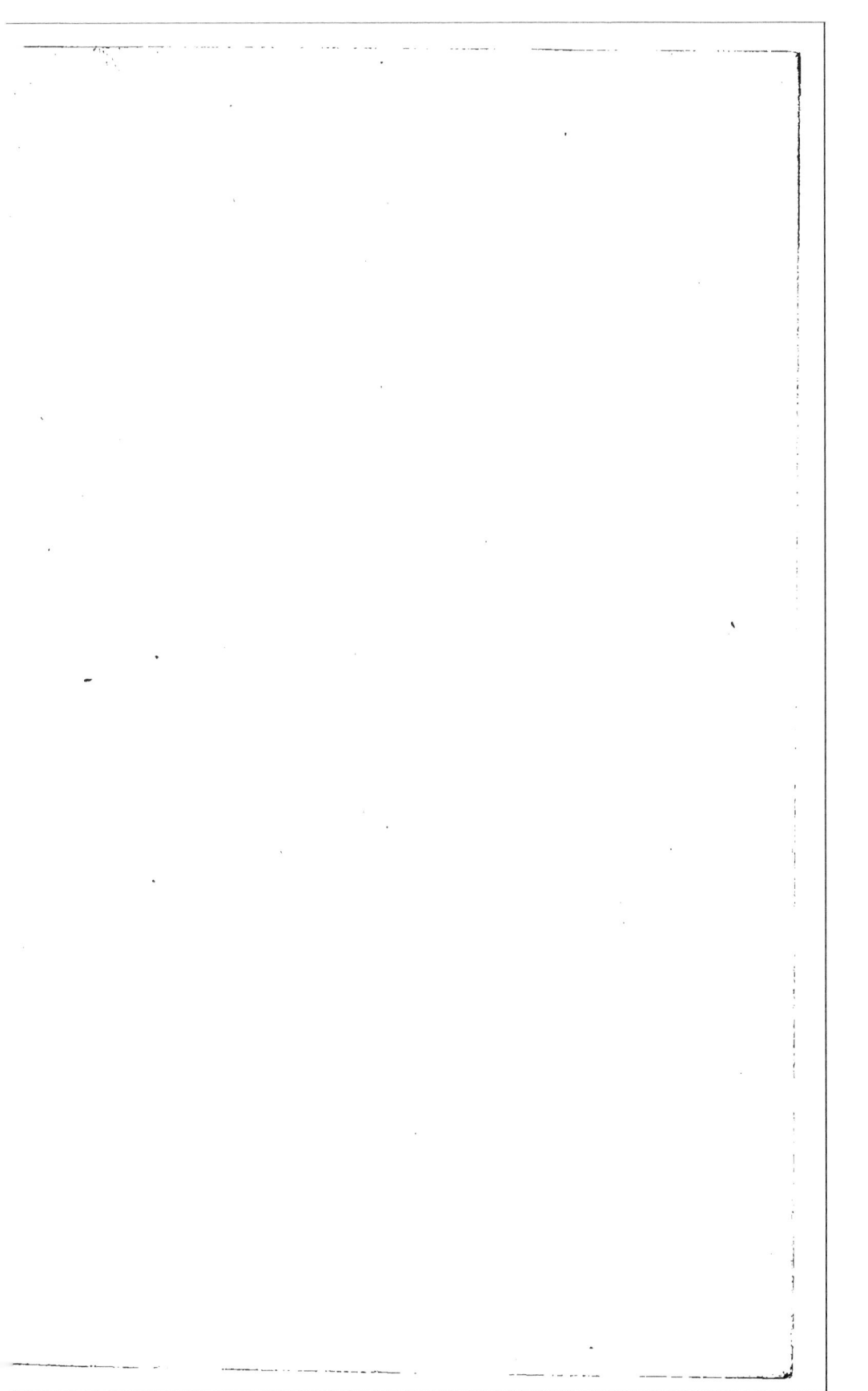

$\Gamma_c \begin{matrix} 52 \\ 5 \end{matrix}$

PROCÉDÉS
ANALYTIQUES
POUR RECONNAÎTRE
LA FALSIFICATION DES HUILES D'OLIVE
PAR CELLES DE GRAINES;

Par POUTET, *Pharmacien à Marseille, Membre de l'Académie des Sciences de la même ville, de la Société académique de Médecine, du Jury médical, du Jury pour l'exportation des sucres rafinés, Correspondant de la Société de Médecine de Lyon, de la Société des Pharmaciens de Paris.*

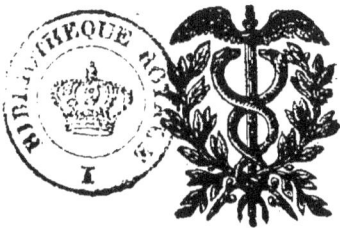

A MARSEILLE,

De l'imprimerie de Jph.-Fs. Achard, imprimeur de l'Académie, boulevart du Musée.

M DCCC XIX.

PROCÉDÉS

POUR RECONNAITRE L'EXISTENCE

DES HUILES DE GRAINES DANS CELLES D'OLIVE,

Présentés par l'auteur à **MM.** *les Négocians,*
Fabricans de savon et souscripteurs pour
la communication de ces Procédés.

~~~~~~~~~~~~~~~

Quelques Commerçans m'ayant invité à
rechercher les moyens à l'aide desquels on pour-
rait découvrir la présence des huiles de graines
dans celle d'olive ; sachant que ces huiles ,
propres d'ailleurs à remplacer dans beaucoup
de cas celles que l'on retire du fruit de l'olivier,
étaient combinées en fraude avec ces dernières,
sous la dénomination d'huile pure , j'ai cru
devoir m'occuper , pour l'intérêt général , de
leur analyse ; ce qui m'a conduit à produire
au commerce et à l'industrie, les procédés que
je vais décrire avec les observations qui les
accompagnent.

La méthode analytique la plus préférable ,
celle au moyen du nitrate de mercure , est

basée sur le principe immuable , que ce réactif concrète parfaitement les huiles d'olive pures , et qu'il laisse fluides et colorées en jaune rougeâtre celles de toutes les graines oléagineuses, sans en excepter l'huile de noix.

Pour analyser les huiles lampantes , même celles dites d'*enfer* , je fais la tare d'une fiole à médecine dans une petite balance ; j'y pèse trois onces de l'huile à essayer et j'y ajoute deux gros (un quart d'once) de nitrate de mercure liquide , et je secoue bien la fiole de dix minutes en dix minutes.

Si après avoir agité de tems-en-tems la fiole, je m'aperçois , dans l'espace de demi-heure, que l'huile ne se colore pas plus qu'elle ne l'était, et que le mélange reste trouble à la superficie, lors même qu'on le laisserait quelques instans en repos , c'est déjà un premier signe que l'huile est sans mélange de celles de graines.

Au contraire , si quelques minutes après le mélange du réactif avec l'huile , celle-ci se colore en jaune d'une manière sensible, et qu'après avoir secoué la fiole par intervalles pendant plus de demi-heure , le mélange laissé dix minutes en repos , est presque transparent avec une légère concrétion au fond des fioles , on peut déjà présumer la falsification de l'huile d'olive par celle de graines.

Pour résoudre entièrement la question, quand même l'un des indices précédens se serait manifesté, on continue à secouer les fioles et on laisse l'huile se figer, ce qui a lieu dans l'espace de trois heures, si une huile d'olive est pure ; et bien plus tard en pâte fluide, lorsque l'huile de graines y est seulement introduite dans la proportion d'un dixième et d'un douzième.

Quoiqu'on puisse affirmer ou infirmer dans trois heures la pureté de l'huile, voici les phénomènes bien distincts qui se présentent dans ces mélanges, six à huit heures après leur combinaison, en distinguant premièrement le cas où l'huile d'olive est pure.

L'huile congélée est unie dans toute sa masse; le fond des fioles est le même que la totalité ; un bâton qu'on y plonge commence à trouver de la résistance. Le lendemain des points blancs se manifestent au fond des fioles et à leur centre ; la superficie de la pâte est recouverte d'efflorescences blanches ; le bâton qu'on y plonge s'y enfonce très-peu et avec peine.

Au cas contraire, un dixième et un douzième d'huile de graines dans celles d'olive (ce qui correspond à dix et à huit pour cent) laissent le mélange en pâte fluide, lors même qu'on aurait secoué les fioles pendant plus de trois heures, aux intervalles déjà déterminés. On a même vu le 22 du

courant , dans une fabrique à savon , qu'un mélange d'un douzième d'huile d'œillette avec onze
parties d'huile pure , traité par un quart d'once
de réactif et secoué par intervalles pendant deux
heures , avait encore le lendemain, à sa surface ,
plus de la moitié d'huile claire , tandis que la
même dose de réactif sur trois onces d'huile
d'olive , soumis à la même température , l'avait
entièrement concrété.

Ainsi , une température un peu plus élevée
que celle de l'atmosphère en hiver , fera plutôt
déceler la présence des huiles de graines , tandis
que le réactif agira tout aussi bien pour concré-
ter les huiles d'olive.

Il est toujours convenable de ne secouer les
fioles que pendant deux heures à deux heures
et demie , surtout si les indices précédens , dont
j'ai parlé , font soupçonner l'existence des huiles
de graines , et alors cette huile vient occuper
plus aisément la surface des mélanges.

Enfin, un dixième, un douzième et un quinziè-
me d'huile d'œillette ou de colza, sont découverts
par le nitrate qui laisse apercevoir , au fond des
fioles , des concrétions jaunâtres , dorées , qui
le lendemain laissent un vide entre elles et le
verre. La pâte , de couleur jaune foncée , n'est
pas recouverte d'efflorescences blanches ; un bâton
peut toujours y être plongé facilement.

On aura le soin de ne pas laisser se former des congélations adhérentes au fond des fioles pendant qu'on les secoue, et on détachera à l'aide d'une petite tige, ces concrétions pour les mêler avec toute la masse.

Lorsque la cupidité n'aura pas de bornes, et qu'on introduira un huitième, un sixième, un quart et quarante à cinquante pour cent d'huile de graines dans celles d'olive (car tout est admissible), on observera à la surface du mélange qui recèlera un huitième d'huile de graines, que le cinquième de la masse est fluide et transparent ; dans celui qui en contiendra un sixième, le tiers du mélange liquide et également transparent ; dans celui d'un quart, une moitié légèrement congélée et la surface fluide ; les quarante à cinquante pour cent occasioneront, la fluidité totale des mélanges de couleur jaunâtre, avec des concrétions de deux lignes au fond des fioles.

Pour que MM. les souscripteurs se familiarisent avec cette opération, afin de déterminer les quantités approximatives d'huile de graines, il conviendra qu'ils pèsent dans une fiole cylindrique ou taupette à fond plat, trois onces d'huile pure et deux gros (un quart d'once) de nitrate de mercure ; dans une autre, deux gros d'huile d'œillette et deux onces trois quarts d'huile d'o-

live, ce qui représentera un douzième ; puis deux
gros et demi pour le dixième , et deux onces
cinq gros et demi d'huile pure ; ensuite trois
gros de celle d œillette pour représenter le huitième et deux onces et cinq gros d'huile d'olive;
demi-once d'œillette avec deux onces et demie
d'huile pure pour le sixième ; trois-quarts d'once
de celle de graines, pour le quart, avec deux
onces et deux gros d'huile d'olive ; enfin, le
cinquante pour cent d'œillette avec de la bonne
huile ; puis, en fidèle observateur , on pèsera aussi
trois onces d'huile d'œillette pure , et dans tous
les mélanges ci-dessus , ainsi que dans les huiles
d'olive et d'œillette , on ajoutera deux gros de nitrate de mercure ; on agitera le tout pendant deux
heures et par intervalles , et le lendemain , à la
température ordinaire d'un appartement , on s'as-
surera de tous les phénomènes décrits dans le para-
graphe précédent , sur la concrétion partielle des
mélanges, comme sur leur entière fluidité.

Il est bon d'observer que pour les huiles dites
récenses , il faudra employer demi once de nitrate de mercure , à cause de l'eau qu'elles con-
tiennent et qui affaiblit l'action du réactif. Elles
devront toujours se figer dans moins de quatre
heures, si elles sont pures , après lequel tems ,
des points blancs se manifestent au fond des
fioles ; et le lendemain elles blanchissent du fond

à la superficie ; un bâton qu'on y plonge trouve de la résistance. On aura soin de faire fondre , à une douce chaleur, celles qui sont épaisses , pour aider l'action du réactif qu'on y ajoutera toujours hors du feu, sans les y exposer encore.

Si les *récenses* sont mélangées, même avec six à sept pour cent d'huile de graines, elles ne se figent pas au - delà de cinq à six heures : le lendemain elles restent molles et ne blanchissent pas ; elles conservent, en diminutif, la couleur verte ou brunâtre qui leur est naturelle. Un douzième d'œillette se présente même aux surfaces le lendemain ; un dixième plus ostensiblement et successivement jusqu'au cinquante pour cent , qui offre un phénomène tout différent des huiles lampantes, en laissant apercevoir une moitié de la masse concrète, tandis que l'autre reste fluide, transparente et une couleur bien moins prononcée que le restant de l'échantillon sur lequel on a opéré.

L'acide nitro - muriatique (eau régale des anciens), décèle même quatre pour cent d'huile de graines dans les huiles lampantes. Pour cela, on pèse demi-gros (deux grammes) de cet acide , et on le mêle avec six gros (vingt-quatre grammes) d'huile à essayer ; dans une autre fiole, on pèse aussi six gros d'huile d'olive, dont on est sûr et qui sert dans tous les essais d'objet

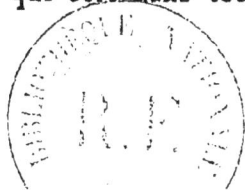

de comparaison ; on la mêle également avec demi-gros d'acide , et on soumet à un feu égal les deux fioles sur de la cendre chaude mêlée à de la petite braise. L'huile impure se colore la première , après dix minutes d'une légère ébullition et pétille avec bruit ; il est même prudent de s'éloigner de cette opération , qui fait souvent jaillir l'huile hors des fioles à la hauteur de deux mètres. L'huile pure est bien moins colorée, et dans moins de deux heures, se fige en entier en une masse d'un blanc pâle, et dont la surface est unie. L'impure , au contraire , se concrète partiellement dans le même espace de tems , et reste fluide au centre; puis ce fluide, semblable à de la mélasse, se fige en configuration de chou-fleur.

Je dois également annoncer que le nitrate de mercure liquide, employé à la dose de deux grammes (demi-gros) sur vingt-quatre grammes (six gros) d'huile, peut aussi faire reconnaître la pureté des huiles d'olive lampantes, en soumettant le mélange à l'action de la chaleur; j'ai observé que toute huile qui est falsifiée avec celle d'œillette, se clarifie et se colore bien davantage que l'huile pure avec laquelle on a combiné aussi ce réactif, et qu'elle reste trouble en se figeant la première. Ce dernier procédé, que l'on pourra utiliser pour reconnaître la présence des huiles d'œillette, serait incertain avec toute huile épurée qu'on aurait introduite dans celle d'olive, parce qu'on emploie, pour cette épuration, des agens chimiques, qui restent combinés à ces huiles, et dont la présence, en occasionant la précipitation du nitrate de mercure, trouble aussi l'huile qu'on veut essayer.

En résumé, je dois ici faire ma profession de foi sur le choix de mes procédés. Le nitrate de mercure, employé à froid, en déterminant une congélation artificielle sans le secours de la glace, sera le meilleur moyen analytique qu'on puisse employer. Deux heures et demie à trois heures au plus tard suffiront pour se déterminer aux achats d'huile qu'on sera dans le cas de faire ; il conviendra, pour cela, quand on sera pressé, de secouer un peu plus souvent les fioles ; de cette manière on obtiendra plutôt la congélation des huiles, et je puis assurer, par la pratique que j'ai acquise en ce genre et à l'appui de mes nombreux essais, que dans trois heures, toute huile fal-sifiée, traitée par deux gros de réactif, ne se figera pas et restera en partie fluide.

Le moyen le plus actif serait d'employer demi-once de nitrate, sur trois onces d'huile lampante ; mais il arrive alors que l'huile d'olive se concrétant plus fortement, quatre à cinq pour cent d'huile de graines pourraient échapper à l'analyse, inconvénient qu'on ne rencontre pas en n'employant que deux gros de ce réactif. J'estime même que, soit à l'aide d'une température un peu élevée, soit en ne faisant agir qu'un gros à un gros et demi de réactif sur trois onces d'huile falsifiée, on pourra isoler un dixième et un douzième d'huile de graines qu'on décèle toujours par une pâte fluide et granulée.

Avant de se servir du nitrate de mercure on remarquera s'il existe des cristaux au fond des flacons. Dans ce cas on exposera ce réactif sur de la cendre chaude pour le faire dissoudre, afin qu'il jouisse toujours des mêmes propriétés.

Je terminerai cet aperçu par avouer que, si je considère comme une fraude le mélange des huiles de graines dans celles d'olive, je ne dois pas moins des éloges à ceux des agriculteurs qui se livrent à la culture des plantes oléagineuses; je pense que ces huiles seront toujours abondamment employées, mais qu'il faut qu'elles soient livrées au commerce, comme celles d'olive, dans leur état de pureté, afin qu'on puisse faire une utile application de leur emploi dans l'économie domestique et à divers genres de fabrication.

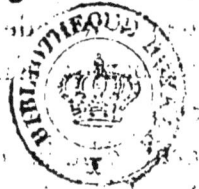

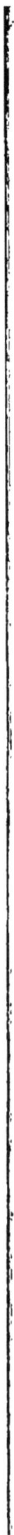